Yvonne Thalheim
Monika Gartner

Apfelessig

Falken Handy

Altes Heilmittel
neu entdeckt

Von Allergien bis Übergewicht
40 Beschwerden
erfolgreich behandeln

Mit QuickInfo-Card

FALKEN

Einleitung

Apfelessig – ein altes Heilmittel wird wieder entdeckt

Die Heilwirkungen verschiedener Pflanzen waren schon in der Antike bekannt und auch das Naturheilmittel Apfelessig wurde nachweislich sehr lange zur Gesunderhaltung, Heilung und Schönheitspflege angewandt: So empfahl beispielsweise Hildegard von Bingen Apfelessig zum Reinigen des Magen-Darm-Traktes.
Seit Mitte des 19. Jahrhunderts löste die Wissenschaft die Naturmedizin mehr und mehr ab, sie entwickelte für spezifische Leiden spezielle Präparate. Seit einigen Jahren gewinnt die ganzheitliche Naturmedizin wieder zusehends an Bedeutung, da sie in vielen Fällen helfen kann und oft keine oder nur wenig Nebenwirkungen hat. Der Ruhm der Wiederentdeckung des Apfelessigs gebührt dem Hals-Nasen-Ohren-Arzt Dr. De Forest Clinton Jarvis (1881 bis 1945), der im US-Bundesstaat Vermont lebte. Dort kam er mit der Volksmedizin des Landes in Berührung. Um das Vertrauen seiner Patienten zu gewinnen, beschäftigte er sich intensiv mit den verschiedensten Naturheilmitteln und Naturheilweisen des Gebietes. Und eines dieser Volksheilmittel war der Apfelessig. Dr. Javis sammelte alles, was er darüber bekommen konnte und legte seine Erfahrungen schriftlich nieder. 1958 dann wurde sein Manuskript unter dem Titel „5 x 20 Jahre leben" veröffentlicht.

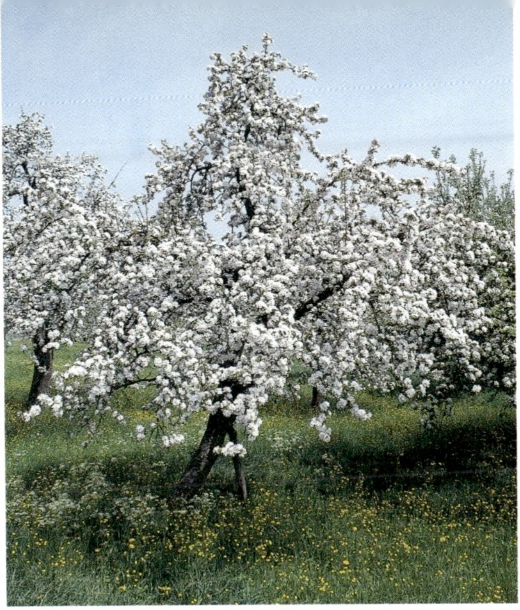

Warum Apfelessig heilt: Die Inhaltsstoffe und ihre Wirkungen

Äpfel sind eines der gesündesten Nahrungsmittel und der natürlich hergestellte Apfelessig beinhaltet wichtige Vitamine, Mineralstoffe, Spurenelemente, Enzyme, Säuren und Ballaststoffe. Die langen praktischen Erfahrungen mit Apfelessig haben gezeigt, dass er ein sehr breites Wirkungsspektrum besitzt. Hier seine wichtigsten Eigenschaften kurz aufgelistet. Apfelessig

- regt den Stoffwechsel an,
- senkt den Cholesterinspiegel,
- unterstützt das Immunsystem,
- macht das Blut fließfähiger,
- entschlackt den Körper,
- beugt der Gefäßverkalkung vor,
- wirkt gewebestraffend.

Apfelessig selber machen

Die Herstellung von Apfelessig erfolgt in zwei Stufen:

1. Die Äpfel werden sorgfältig gewaschen und ausgepresst.
2. Der so gewonnene Apfelmost wird zu Essig vergoren.

Vom Apfel zum Apfelmost

Für den Most verwendet man reife Äpfel verschiedener Sorten, idealerweise aus biologischem Anbau.

- Die gewaschenen Äpfel werden halbiert oder geviertelt und mit einer Saftpresse zu Apfelsaft verarbeitet.
- Den Saft in ein Gefäß aus Glas oder Stein füllen und zur Beschleunigung des Gärungsprozesses eine Messerspitze Hefe und ein kleines Stück Schwarzbrot dazugeben. Um das Gefäß luftdicht zu verschließen und den Überdruck zu regulieren, empfiehlt es sich, einen unaufgeblasenen Luftballon über den Gefäßhals zu streifen. Für die nächsten 3 bis 4 Wochen sollte das Gefäß ruhig und warm stehen. Wenn der Fruchtzucker sich in Alkohol umwandelt, entsteht Kohlendioxid, das den Ballon aufbläht. Ist der Zucker vollständig in Alkohol umgewandelt (je nach Temperatur dauert das 1 bis 6 Wochen), ist der Most fertig.

Schaum auf der Oberfläche des Mosts zeigt völlig harmlose Hefereste an.

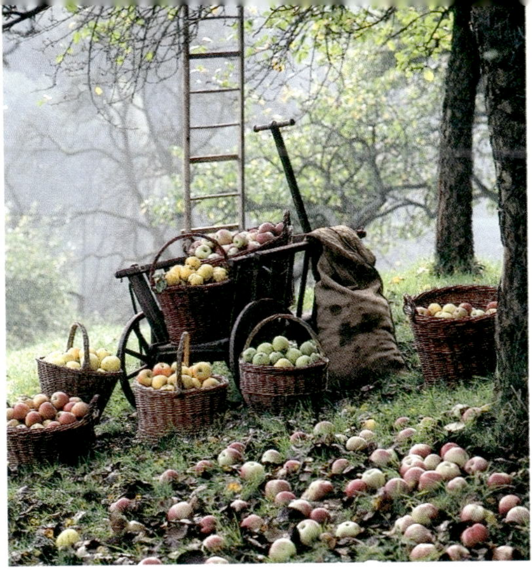

Vom Apfelmost zum Apfelessig

- Der fertige Apfelmost wird in ein breites (wichtig ist eine möglichst große Oberfläche), flaches Gefäß umgefüllt. Das Gefäß sollte maximal zu drei Vierteln gefüllt sein.
- Der Gärungsprozess kann beschleunigt werden, wenn man etwas Essigmutter (in der Apotheke erhältlich) dazugibt.
- Das Gefäß mit einem Tuch abdecken, aber keinesfalls luftdicht verschließen, und für die nächsten 2 bis 3 Monate an einen ruhigen Platz stellen. Die optimale Temperatur für den Gärungsprozess liegt bei 26 bis 28 °C. Zu hohe Temperaturen oder Unterkühlung lassen die Essigbakterien rasch absterben.
- Den fertig gegorenen Essig durch ein grobes Leinentuch filtern, um grobe Bestandteile (Apfelstückchen, Hefereste) zurückzuhalten. Anschließend den Essig in Flaschen abfüllen und mit Naturkorken verschließen.

Die Apfelessig-Therapie

Der Apfelessig-Honig-Trunk

Dieses Getränk besteht aus Wasser, Apfelessig und Honig. Die wertvollen Inhaltsstoffe des Honigs ergänzen die Heilkräfte des Apfelessigs. Idealerweise sollten Sie diesen Trunk jeden Tag morgens vor dem Frühstück zu sich nehmen, um den Körper zu stärken und seine Widerstandsfähigkeit gegen Krankheiten oder Stress zu erhöhen.

Zubereitung: 2 TL Apfelessig mit 1 bis 2 TL Honig in ein Glas geben und mit Wasser (am besten lauwarm) vermischen.

Der Apfelessig-Tee

Als Tee zubereitet, kann Apfelessig vor allem bei Darminfektionen helfen.

Zubereitung: 2 TL Apfelessig und 1 oder 2 TL Honig mit kochendem Wasser übergießen und möglichst heiß schlückchenweise trinken.

Inhalation mit Apfelessig

Bei Erkrankungen der Atemwege hat sich das Inhalieren mit Apfelessig bewährt.

Anwendung: Apfelessig im Verhältnis 1:2 (1 Teil Apfelessig auf 2 Teile Wasser) verdünnen, die Mischung erhitzen und anschließend die aufsteigenden Dämpfe tief inhalieren. Sie wirken durchblutungsfördernd und keimtötend.

Apfelessig-Bäder

Bei Erkältungskrankheiten, aber auch zur Schönheitspflege eignen sich Apfelessig-Bäder ausgesprochen gut.

Anwendung Vollbad: Fügen Sie dem Badewasser 1 bis 2 Tassen Apfelessig hinzu und baden Sie dann darin 10 bis maximal 20 Minuten. Der Essig wirkt durchblutungsfördernd, entspannend und regt die Regenerierung der Haut an.

Anwendung Fußbad (geeignet bei Verstopfung): Mischen Sie 4 Liter lauwarmes Wasser mit 1 Glas Apfelessig und 4 TL Salz.

Apfelessig-Wickel

Bei erhöhter Temperatur als Begleiterscheinung von Infektionen empfiehlt die Naturheilkunde Wadenwickel als fiebersenkende Maßnahme.

Anwendung: ¼ Teil Apfelessig mit ¾ Teilen Wasser mischen, damit 2 Tücher tränken, auswringen und um die Unterschenkel wickeln. Dann die Wickel mit Handtüchern fixieren und eventuell erneuern, sobald sie getrocknet sind.

Apfelessig-Umschläge

Um blaue Flecken schneller abklingen zu lassen, sind Apfelessig-Umschläge sehr hilfreich.

Anwendung: 3 bis 4 EL Apfelessig mit ½ TL Salz erhitzen, etwas Verbandmull damit tränken und anschließend das feuchte Gewebe auf die betroffene Stelle legen. Ist der Umschlag trocken, wird der Vorgang wiederholt.

Apfelessig-Tinktur

Bei verschiedenen Beschwerden, zum Beispiel bei Sonnenbrand oder Mückenstichen, ist die Anwendung einer Apfelessig-Tinktur sehr hilfreich.

Anwendung: Die betroffenen Hautstellen werden vorsichtig mit unverdünntem Apfelessig betupft. Dieser Vorgang wird mehrmals wiederholt.

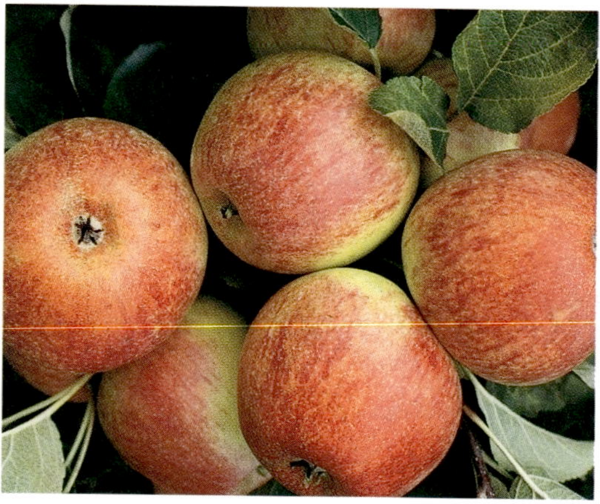

Von Akne bis Zahnfleisch-entzündung

Akne

Eine Überproduktion der Talgdrüsen, bei der entzündungsaktive Fettsäuren frei werden, ist die Ursache von Akne. Der im Apfelessig enthaltene Schwefel wirkt regulierend auf die Talgdrüsenfunktion. Durch die Zufuhr von Essigsäure bei inneren Anwendungen stimuliert Apfelessig den Stoffwechsel und unterstützt den Entgiftungsprozess über die Haut.

Anwendung: 1- bis 2-mal wöchentlich ein Gesichtsdampfbad mit Apfelessig durchführen. Zubereitet wie beim Inhalieren mit Apfelessig, wird hier die Haut den aufsteigenden Dämpfen ausgesetzt. Dadurch wird die Haut porentief gereinigt, desinfiziert und beruhigt. Anschließend das Gesicht mit einer Lösung aus 2 TL Apfelessig und 1 Tasse Wasser abtupfen, um die Poren wieder zu schließen. Zusätzlich können betroffene, entzündete Stellen mehrmals täglich mit purem oder leicht verdünntem Apfelessig betupft werden, damit sie schneller abheilen können.
Unterstützend sollte man vor jeder Mahlzeit den Apfelessig-Honig-Trunk zu sich nehmen.

Allergien

Die Ursachen allergisch bedingter Hautausschläge können vielfältig sein und sind oft nicht eindeutig feststellbar. Eine Körperreinigung von innen hilft, die Giftstoffe, die möglicherweise die Ursache der Allergie sind, auszuscheiden.

Anwendung: Um die körpereigenen Abwehrkräfte zu stärken, sollte vor jeder Mahlzeit der Apfelessig-Honig-Trunk eingenommen werden. Auf die betroffenen Hautstellen können Sie verdünnten Apfelessig auftragen, um den Säureschutzmantel der Haut zu regenerieren und die Durchblutung zu fördern.

Arthritis

Arthritis entsteht durch entzündliche Prozesse in den Gelenken und beruht meist auf einer Abnutzungserscheinung. Nach längeren Ruhephasen wird die erneute Bewegung zur Qual, weil die betroffenen Gelenke sich steif anfühlen und schmerzen. Apfelessig wirkt entzündungshemmend, schmerzlindernd und gleicht einen eventuell bestehenden Mineralstoffmangel aus.

Anwendung: Die Volksmedizin rät, kurmäßig über einen längeren Zeitraum 3-mal täglich zu den Mahlzeiten den Apfelessig-Honig-Trunk zu sich zu nehmen. Tritt eine Besserung ein, kann die Dosis auf 1 Glas am Morgen reduziert werden. Bei akuten Beschwerden wird empfohlen, stündlich 1 Glas Wasser mit 1 TL Apfelessig bis zu 7 Stunden hintereinander zu trinken.

Asthma

Asthma ist eine krankhafte Form von Atemnot, die entweder als allergische Reaktion auf bestimmte Auslöserstoffe auftritt oder durch starke seelische Erregungszustände wie Angst oder Freude entsteht. Die Atemnot wird durch eine Verengung der Bronchien ausgelöst und kann sehr plötzlich entstehen. Apfelessig wirkt krampflösend und beruhigend und steigert die Widerstandskräfte.

Anwendung: 1 Glas Wasser mit 1 TL Apfelessig mischen und schlückchenweise in etwa ½ Stunde trinken. Dann ½ Stunde warten und das Ganze wiederholen. Lernen Sie außerdem Entspannungstechniken, damit sich auch die Muskulatur in den Bronchien entspannen kann.

Blasenentzündung

Ausgelöst wird eine Blasenentzündung meist durch eine Erkältung oder Unterkühlung; starker Harndrang mit Brennen und Stechen beim Wasserlassen sind die Begleiterscheinungen. Verantwortlich für die Beschwerden sind oft Bakterien, die sich in Harnleiter und Blase angesiedelt haben. Die Durchspülung von Nieren und Blase mit Apfelessig bewirkt, dass Stoffwechselendprodukte, somit auch schädliche Bakterien, vermehrt ausgeschieden werden und das Säure-Basen-Verhältnis im Urin reguliert wird.

Anwendung: Zu jeder Hauptmahlzeit 1 Glas Wasser mit 2 TL Apfelessig trinken.

Zusätzlich sollten Sie täglich mindestens 3 Liter Flüssigkeit in Form von Kräutertees oder Mineralwasser zu sich nehmen, um die vermehrte Ausscheidung anzuregen. Wer häufig unter Blasenentzündungen leidet, sollte vorbeugend über einen längeren Zeitraum den Apfelessig-Honig-Trunk zu sich nehmen.

Bronchitis

Bei einer Bronchitis haben sich die feinen Verästelungen der Atemwege, die Bronchien, infolge ständiger Überbeanspruchung stark entzündet: es kommt zu einer Art Dauerhusten, da der Körper versucht, störende Substanzen aus der Lunge und den Atemwegen zu befördern. Diese Substanzen können Staub, Schleim oder Krankheitserreger sein. Apfelessig wirkt krampflösend, entzündungshemmend und fördert den Auswurf.

Anwendung: Um den Hustenreiz zu lindern und Krankheitserreger zu bekämpfen eignet sich das Inhalieren mit Apfelessig. Bei starkem Hustenreiz sollten Sie schlückchenweise den Apfelessig-Honig-Trunk zu sich nehmen.

Darminfektionen

Die wichtigsten Ausscheidungs- und Entgiftungsvorgänge finden im Darm statt. Ein intaktes Darmmilieu sorgt für Wohlbefinden, Störungen der Darmflora können der Grund für Blähungen, Bauchkrämpfe, Durchfall oder Verstopfung sein. Als Ursachen gelten generell Stress oder Unverträglichkeiten der Nahrung. Das im Apfelessig enthaltene Biotin sorgt für die Sanierung des Darms. Die antiseptischen Wirkelemente des Apfelessigs schützen den Darm vor Infektionen, das Pektin saugt Giftstoffe auf, der Wiederaufbau der zerstörten Darmflora wird gefördert und der Körper bekommt wichtige Mineralstoffe.

Anwendung bei Blähungen: Regelmäßig 1 Glas Apfelessig-Honig-Trunk vor jeder Mahlzeit zu sich nehmen und eventuell Kümmel oder Fenchel dem Grundgetränk hinzufügen.

Anwendung bei Durchfall: Bis zum Abklingen der Beschwerden vor jeder Mahlzeit 1 Glas stilles Mineralwasser mit 2 TL Apfelessig in kleinen Schlucken trinken. Sehr beruhigend auf den Magen-Darm-Trakt wirkt das Getränk auch als Tee zubereitet. Zusätzlich 2-mal täglich feuchtheiße Apfelessig-Bauchwickel auflegen.

Anwendung bei Verstopfung: Mehrmals täglich 1 Glas Wasser mit 2 TL Apfelessig trinken. Zusätzlich lauwarme Fußbäder aus einer Mischung aus 4 Litern Wasser, 1 Glas Apfelessig und 4 TL Salz.

Ekzeme

Ekzeme sind eine weit verbreitende Hautkrankheit, die von entzündeten Hautstellen über nässende Pusteln bis zu juckenden Pickeln die verschiedensten Formen annehmen können. Meistens werden sie durch eine Lebensmittel- oder Kontaktallergie ausgelöst, aber auch Erschöpfungszustände, Stress und psychische Belastungen können zu den auslösenden Faktoren gehören. Apfelessig unterstützt die Leberfunktion und entlastet dadurch die Haut. Außerdem führt er dem Körper wertvolle Vitamine und Mineralstoffe zu. Äußerlich angewandt wirkt Apfelessig entzündungshemmend, lindert den Juckreiz und fördert den Heilungsprozess.

Anwendung: Bis zum Abklingen vor jeder Mahlzeit den Apfelessig-Honig-Trunk zu sich nehmen. Zusätzlich Vollbäder mit Apfelessig angereichert nehmen oder, wenn nur einzelne Partien betroffen sind, Apfelessig-Umschläge mehrmals täglich auflegen beziehungsweise mit Apfelessig-Tinktur behandeln.

ERKÄLTUNG

Wenn das Immunsystem geschwächt ist und die Grippeviren nicht abwehren kann, kommt es zu einer Erkältung. Schnupfen, Husten, Gliederschmerzen und zum Teil sehr hohes Fieber sind die Folge. Apfelessig stärkt das Immunsystem und hilft Infekte abzuwehren, indem er unter anderem durch erhöhte Kaliumzufuhr die Bildung von Antikörpern fördert und so den gesamten Organismus kräftigt. Als Wadenwickel wirkt Apfelessig stark fiebersenkend.

Anwendung: Morgens und abends den Apfelessig-Honig-Trunk zu sich nehmen. Zusätzlich Wadenwickel mit Apfelessig auflegen, um das Fieber zu senken. Um die Atemwege frei zu bekommen, mehrmals täglich mit Apfelessig inhalieren. Bei Husten und Heiserkeit mehrmals stündlich mit einer

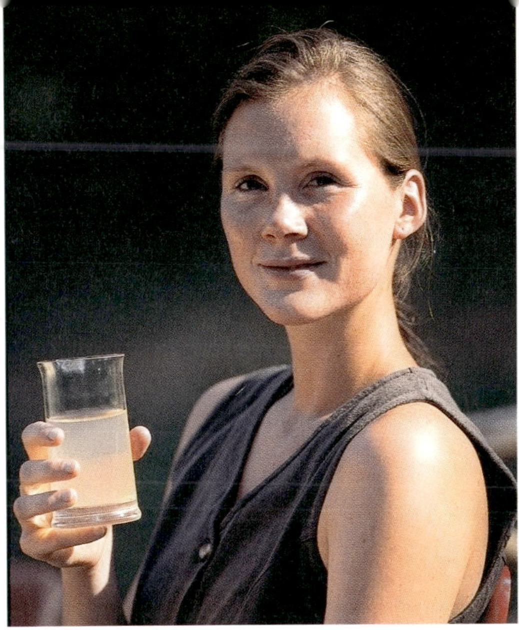

Mischung aus ½ Glas lauwarmem Wasser und 1 TL Apfelessig den Mund spülen und gurgeln. Die Flüssigkeit anschließend schlucken, um auch die hinteren Winkel im Rachenraum zu erreichen.

Erschöpfungszustände

Neben Stress, psychischen Belastungen und zu hohen Anforderungen im Alltag ist oft auch ein Nährstoffmangel die Ursache für ständige Müdigkeit und Mattheit. Apfelessig stärkt die Abwehrkräfte, regt den Stoffwechsel an, führt wichtige Vitamine und Mineralstoffe zu, vitalisiert und erfrischt den ganzen Körper.

Anwendung: Den Apfelessig-Honig-Trunk kurmäßig über 4 bis 6 Wochen jeden Morgen vor dem Frühstück trinken.

Fieber

Eine erhöhte Temperatur ist die Reaktion des Körpers auf eine Störung, oft begleitend bei Erkältungskrankheiten, oder entzündliche Prozesse im Organismus. Bei leichtem Fieber kann durch die äußere Anwendung von Apfelessig in Form von Wadenwickeln eine Senkung der Temperatur erreicht werden. Auch Essigsocken wirken fiebersenkend.

Anwendung: Kalte Wadenwickel mit Apfelessig etwa ½ Stunde lang auflegen, anschließend mindestens 30 Minuten ruhen. Den Vorgang mehrmals wiederholen.
Fiebersenkend wirken auch Essigsocken. Dazu Baumwollsocken in Apfelessigwasser (Mischung 1:1) tauchen, auswringen, überstreifen und darüber Wollsocken ziehen. Sobald die Socken trocken sind, kann man den Vorgang wiederholen.

Furunkel

Furunkel sind bakterielle Hautinfektionen, die rot anschwellen und sich mit Eiter füllen. Apfelessig wirkt hautreinigend, entzündungshemmend und beschleunigt die Wundheilung.

Anwendung: Zu den Mahlzeiten den Apfelessig-Honig-Trunk trinken. Die betroffenen Hautstellen mehrmals täglich mit Apfelessig-Tinktur (pur oder leicht verdünnt) betupfen und eventuell Apfelessig-Umschläge auflegen.

FUSSPILZ

Fußpilz entsteht durch eine Virusinfektion. Die Krankheitserreger befallen gern die engen Zwischenräume zwischen den Zehen. Fußpilz macht sich durch gerötete, sich schälende Haut bemerkbar und wird von starkem Juckreiz begleitet. Die Behandlung sollte über einen längeren Zeitraum (mindestens 6 Wochen) konsequent durchgeführt werden, auch wenn die äußeren Anzeichen nicht mehr sichtbar sind. Apfelessig wirkt keimtötend und lindert den Juckreiz.

Anwendung: Betroffene Stellen mehrmals täglich mit unverdünnter Apfelessig-Tinktur einreiben. Fußbäder mit Apfelessig-Wasser durchführen (Mischung: ½ Liter Wasser mit 2 EL Apfelessig). Essigsocken (siehe Seite 18) sind ebenfalls eine Möglichkeit, den Pilz loszuwerden.

GÜRTELROSE

Die Gürtelrose ist eine Nerveninfektion, die meistens durch seelische Belastungen und Immunschwäche verursacht wird und ringförmig im Bauchbereich als Bläschenausschlag auftritt. Sie wird durch starken Juckreiz und heftige Schmerzen begleitet. Das Kalium im Apfelessig sowie die hohe Anzahl der Vitamine der B-Gruppe tragen zur Stärkung des Nervensystems bei, die antiseptischen Wirkstoffe beugen einer Vereiterung der Bläschen vor. Außerdem lindert Apfelessig den Juckreiz und die Schmerzen und fördert die Heilung.

Anwendung: Zu den Mahlzeiten den Apfelessig-Honig-Trunk einnehmen. Apfelessig-Tinktur mehrmals täglich auf die betroffenen Stellen auftragen. Vollbäder mit ½ Tasse Apfelessig als Zusatz durchführen.

Haarausfall

Wenn die Kopfhaut nicht genügend durchblutet wird oder zu wenig Licht oder Luft erhält, kann Haarausfall auftreten. Apfelessig ist hilfreich, weil er regulierend auf den Stoffwechsel wirkt und dem Körper wichtige Mineralstoffe zuführt.

Anwendung: 1 Glas Apfelessig-Honig-Trunk zu den Mahlzeiten einnehmen. Zusätzlich nach jeder Haarwäsche eine Spülung durchführen. Dazu ¼ Liter Apfelessig und ¾ Liter Wasser mischen, die Haare damit spülen, nicht auswaschen, trocknen lassen.

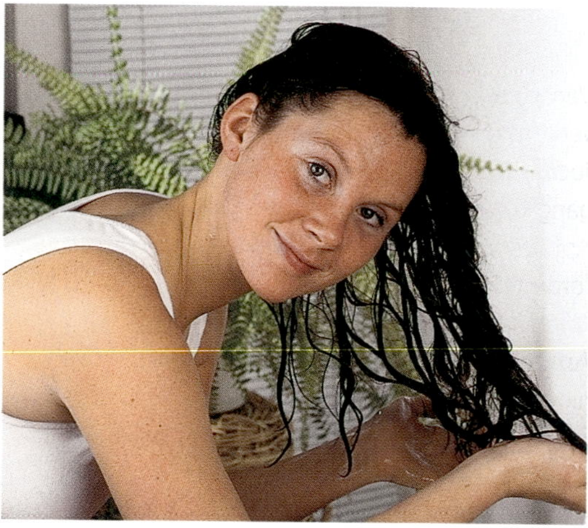

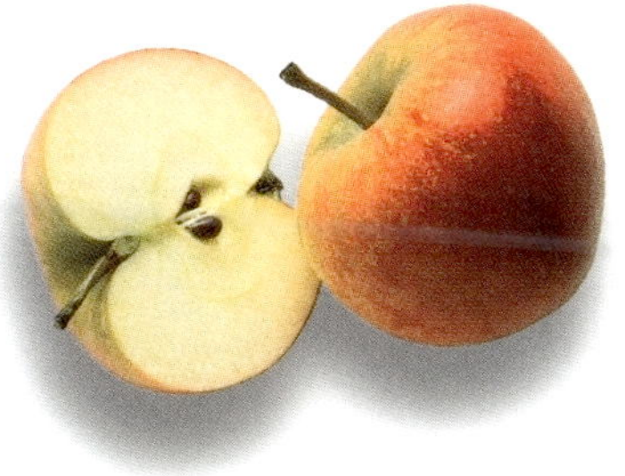

Halsschmerzen

Halsschmerzen treten oft in Verbindung mit einer Erkältung auf. Apfelessig wirkt antibakteriell und entzündungshemmend und ist ein ausgezeichnetes Mittel bei der Behandlung von Halsschmerzen.

Anwendung: Jeweils ⅛ Liter Apfelessig und Honig mischen und 1 EL des Sirups alle 3 bis 4 Stunden einnehmen.
1 TL Apfelessig in ½ Glas lauwarmes Wasser geben und stündlich gurgeln.
Ein feuchtwarmer Apfelessig-Wickel um den Hals lindert die Schmerzen.

Hämorriden

Venen, die sich am Mastdarmende vergrößern und verknoten, nennt man Hämorriden. Sie können zu Juckreiz, Blutungen und Beschwerden beim Stuhlgang führen.
Apfelessig wirkt abschwellend, desinfizierend und fördert die Blutgerinnung.

Anwendung: Jeden Morgen den Apfelessig-Honig-Trunk einnehmen. Zusätzlich die juckenden Stellen täglich mit der Apfelessig-Tinktur (unverdünnt) vorsichtig betupfen oder auch Sitzbäder mit Apfelessig-Zusatz durchführen.

Hautentzündungen

Hautentzündungen entstehen meist durch eine allergische Reaktion auf bestimmte Stoffe, durch Überbeanspruchung oder Stress. Apfelessig wirkt entzündungshemmend und lindert den Juckreiz.

Anwendung: Vor jeder Mahlzeit den Apfelessig-Honig-Trunk einnehmen. Je nachdem, ob die Haut großflächig entzündet ist oder nur kleinere Stellen betroffen sind, bringen entweder Vollbäder mit Apfelessig als Zusatz Linderung oder schaffen Apfelessig-Umschläge beziehungsweise Betupfen mit Apfelessig-Tinktur Erleichterung.

Insektenstiche

Mückenstiche sind unangenehm und jucken, die Stiche von Wespen oder Bienen hingegen sind überaus schmerzhaft. Apfelessig wirkt schmerzlindernd, abschwellend und lindert den Juckreiz.

Anwendung: Die betroffene Stelle mit unverdünnter Apfelessig-Tinktur mehrmals betupfen. Bei stärkerer Schwellung auch Apfelessig-Umschläge auflegen.

Kopfschmerzen

Die Ursachen für Kopfschmerzen sind vielfältig. Sie können auf schwerwiegende Erkrankungen hinweisen, aber auch durch Wetterfühligkeit oder den Abfall des Blutzuckerspiegels aufgrund eines leeren

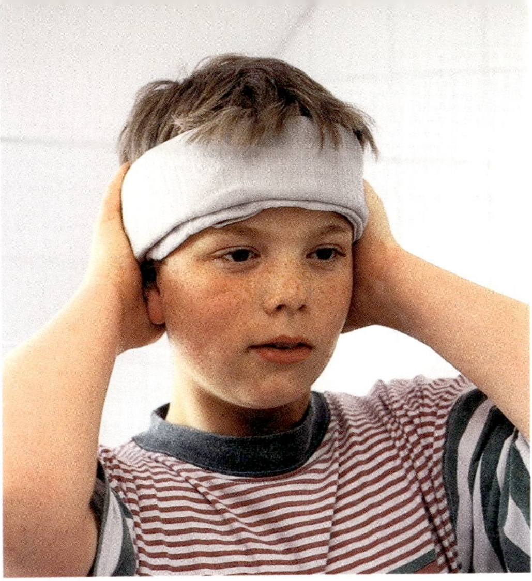

Magens entstehen. Apfelessig wirkt entkrampfend und schmerzlindernd.

Anwendung: Bei Anfälligkeit für Kopfschmerzen regelmäßig den Apfelessig-Honig-Trunk zum Vorbeugen zu sich nehmen.
Bei ersten Anzeichen für Kopfschmerzen kann das Inhalieren von Apfelessig sehr wirksam sein, anschließend sollte man sich etwas ausruhen.
Apfelessig-Umschläge auf Stirn oder Nacken bringen ebenfalls Linderung.

Krampfadern

Krampfadern sind krankhafte Veränderungen der Venen und oft auf eine Bindegewebsschwäche zurückzuführen. Die Venen am Unterschenkel treten deutlich hervor, sind geschwollen und die Beine schmerzen. Apfelessig wirkt schmerzlindernd und abschwellend.

Anwendung: Um das Bindegewebe zu stärken, regelmäßig den Apfelessig-Honig-Trunk einnehmen. Morgens und abends die betroffenen Stellen mit unverdünntem Apfelessig abwaschen und trocknen lassen.
Apfelessig-Fußbäder bringen Linderung, wenn man 1 bis 2 Minuten darin auf der Stelle tritt und die Beine anschließend hochlegt.
Auch Wadenwickel mit Apfelessig können helfen. Die Wickel etwa 30 Minuten einwirken lassen und dabei die Beine hochlegen.

Menstruationsbeschwerden

Viele Frauen leiden unter sehr starken Monatsblutungen, oft begleitet von krampfartigen Schmerzen. Apfelessig wirkt schmerzlindernd und blutstillend.

Anwendung: Regelmäßig den Apfelessig-Honig-Trunk morgens einnehmen. Da dadurch der Eintritt der Menstruation verzögert werden kann, sollte man 2 bis 3 Tage vor dem erwartetem Eintritt der Blutung mit dem Trunk aussetzen und erst bei Beginn der Menstruation wieder damit beginnen.
Bei akuten Schmerzen empfiehlt die Volksmedizin, 1-mal pro Stunde 1 Glas Wasser mit 1 TL Apfelessig einzunehmen.

Muskelkater

Der Apfelessig-Honig-Trunk ist ein ausgezeichnetes isotonisches Getränk für Sportler. Er kann den Verlust an Mineralstoffen durch ausgeschwitzte Körperflüssigkeit ausgleichen und wirkt durch seinen hohen Kaliumgehalt zusätzlich kräftigend. Außerdem hilft er vorbeugend gegen Muskelkater.

Anwendung: Ein Vollbad mit 1 bis 2 Gläsern Apfelessig wirkt ausgesprochen wohltuend und regenerierend.

Nasenbluten

Nasenbluten kann infolge einer Verletzung auftreten, zu hoher Blutdruck, Blutgerinnungsstörungen oder Stress können die Ursache sein. Apfelessig fördert die Blutgerinnung und kann die Schließung der geplatzten Gefäße beschleunigen.

Anwendung: 1-mal täglich den Apfelessig-Honig-Trunk zu sich nehmen.
Gaze oder Watte in Apfelessig tränken und vorsichtig in die Nase einführen.
Apfelessig-Umschläge auf Schläfen, Stirn oder Nacken bringen Linderung.

Rheuma

Die Ursache für rheumatische Beschwerden und die damit verbundenen quälenden Schmerzen ist oft nicht eindeutig zu bestimmen. Apfelessig kurbelt den Stoffwechsel an und verbessert die Durchblutung. Die Volksmedizin konnte mit Apfelessig sehr gute Ergebnisse erzielen und viele der Beschwerden lindern.

Anwendung: Für mindestens 2 bis 3 Monate ohne Unterbrechung jeden Morgen oder auch mehrmals täglich zu den Mahlzeiten den Apfelessig-Honig-Trunk einnehmen.

Schlafstörungen

Die häufigste Ursache für Schlafstörungen ist eine Überreizung des Nervensystems, die unter anderem durch Stress oder psychische Belastungen ausgelöst wird. Apfelessig mit Honig hat eine stark beruhigende Wirkung.

Anwendung: ⅛ Liter Honig mit 3 TL Apfelessig mischen und vor dem Schlafengehen 2 TL dieser Mischung einnehmen. Im Bedarfsfall die Anwendung wiederholen.

Schnupfen

Gegen Schnupfen und eine verstopfte Nase ist Apfelessig ein gutes Heilmittel, weil er keimtötend, entzündungshemmend und außerdem abschwellend wirkt.

Anwendung: Apfelessig verdünnt inhalieren. Bei Bedarf den Apfelessig-Anteil erhöhen oder sogar unverdünnt die Dämpfe einatmen.
3-mal täglich den Apfelessig-Honig-Trunk einnehmen.
Bei geröteter Nase ¼ Liter warmes Wasser mit 4 EL Apfelessig vermischen, einen Wattebausch damit tränken und auf die Nase legen.

Sodbrennen

Sodbrennen entsteht meist durch Übersäuerung des Magens. Apfelessig unterstützt die Eiweiß-, Fett- und Kohlehydrataufspaltung bei der Verdauung.

Anwendung: Zur Mahlzeit oder unmittelbar nach der Mahlzeit 1 Glas Apfelessig-Honig-Trunk einnehmen.

Sonnenbrand

Zu lange oder zu intensive Sonneneinstrahlung kann unangenehme Hautreizungen verursachen und die Haut auf Dauer schädigen. Apfelessig hat sich als kühlendes und desinfizierendes Heilmittel bewährt.

Anwendung: Ein wenig leicht verdünnte Apfelessig-Tinktur mehrmals täglich auf die betroffenen Stellen auftragen.
Bei großflächigen Hautreizungen kann auch ein lauwarmes Bad mit Apfelessig-Zusatz Linderung verschaffen.

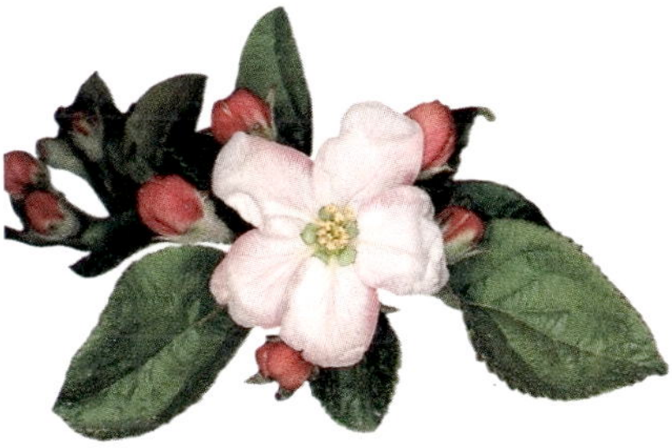

Übergewicht

Übergewicht, das nicht hormonell bedingt ist, ist meist eine Folge von falscher Ernährung. Deshalb sollte grundsätzlich auf eine sinnvolle Zusammenstellung der Nahrung und auf genügend Bewegung geachtet werden. Zusätzlich zu einer Diät wirkt Apfelessig schlankheitsfördernd, da er den Stoffwechsel anregt, die Naschlust dämpft und, zu den Mahlzeiten eingenommen, auch den Appetit zügelt.

Anwendung: Zu jeder Hauptmahlzeit den Apfelessig-Honig-Trunk schluckweise einnehmen.

Verbrennungen

Bei leichten Verbrennungen wirkt Apfelessig schmerzlindernd und beugt möglichen Infektionen vor.

Anwendung: 3-mal täglich den Apfelessig-Honig-Trunk einnehmen. Einen Apfelessig-Umschlag auf die betroffene Stelle legen.

Verstauchungen und Zerrungen

Bei dieser Art von Verletzungen hat sich die Behandlung mit Apfelessig bewährt, weil er entzündliche Prozesse stoppt, die Ausbreitung von Blutergüssen verhindert und Schwellungen zum Abklingen bringt.

Anwendung: Einen Apfelessig-Umschlag auf die betroffene Stelle legen und eventuell erneuern, wenn er trocken geworden ist.

Warzen

Warzen entstehen aufgrund einer Infektion hauptsächlich durch Hautkontakt an Händen, Füßen und im Gesicht. Apfelessig führt dem Organismus Vitamin A und Magnesium zu, das die Rückbildung von Warzen positiv beeinflusst.

Anwendung: 4 EL Apfelessig mit 1 EL Salz mischen und mehrmals täglich auf die betroffenen Stellen auftragen.

Zahnfleischentzündung

Bakterielle Beläge auf den Zahnoberflächen sind meist die Ursache von Entzündungen des Zahnfleisches. Apfelessig wirkt antibakteriell und entzündungshemmend.

Anwendung: Das Zahnfleisch 2-mal täglich mit Apfelessigwasser (Mischungsverhältnis 1:1) vorsichtig massieren.
1 Glas warmes Wasser mit 1 TL Apfelessig mischen und Mundspülungen durchführen. Anschließend unbedingt die Zähne putzen, um den Zahnschmelz zu schonen.

Benutzung der QuickInfo-Card

Um Ihnen, liebe Leserinnen und Leser, die Suche nach einem Heilmittel gegen Ihre Beschwerden zu erleichtern und Dosierung und Anwendung schnell überschaubar zu machen, haben wir diesen praktischen Schieber entwickelt – Sie können dort schnell auf die wichtigsten Daten einiger ausgewählter Heilwirkungen zurückgreifen.

Beispiel: Sie sind erkältet. Ziehen Sie den Schieber nach links, bis die 11 unten im Sichtfenster erscheint.
Lesen Sie aber bitte trotzdem aufmerksam den Text im Buch, da nur dort genaue Erklärungen beispielsweise über die Nebenwirkungen und Anwendungseinschränkungen gegeben werden.

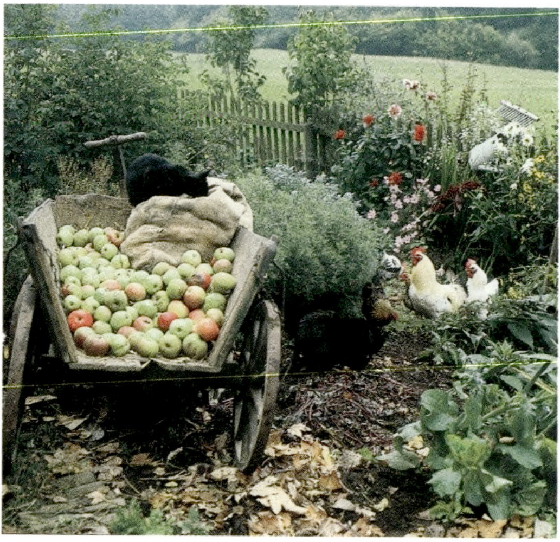